109
45

ULCÈRE SIMPLE

DE L'ESTOMAC

Observations et Considérations cliniques

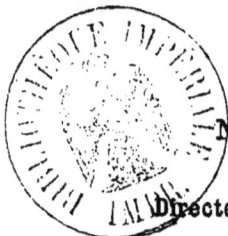

PAR

M. le Dr CAZENEUVE

Directeur de l'École de Médecine de Lille

※✦✦✦❂✦✦✦※

LILLE

IMPRIMERIE DE LEFEBVRE-DUCROCQ

Place du Théâtre, 36.

1862

ULCÈRE SIMPLE DE L'ESTOMAC

Observations considérations cliniques.

L'ulcère simple de l'estomac longtemps confondu avec le cancer de cet organe, a été bien étudié par Rokitanski, Virchow, Jaksch, Diétrich, Lebert et avant eux par M. Cruveilhier qui, dès 1835, décrivit les caractères anatomiques, les symptômes et le traitement de cette affection. Pour être juste, il convient d'ajouter que dans le traité d'anatomie pathologique publié en 1803 par Baillie, médecin anglais, on trouve une description complète de l'ulcère simple de l'estomac.

« On voit *fréquemment*, dit-il, page 141, des ulcères de
» l'estomac : quelquefois ces ulcères ne diffèrent pas de ceux
» d'autres parties du corps, mais fréquemment ils ont un
» aspect tout particulier. En plusieurs cas ils ne sont pas
» entourés d'une inflammation bien sensible ; leurs bords ne
» sont pas irréguliers, comme par érosion, ainsi que le sont
» généralement les bords des ulcères, et les parties environ-
» nantes ne sont pas le siége d'une altération maladive particu-
» lière; ils présentent l'aspect d'une plaie faite par l'instrument
» tranchant, dont les bords se seraient cicatrisés, de manière
» à présenter une surface uniforme et lisse tout autour de
» l'excavation qui aurait été faite.

» Ces ulcères ne détruisent quelquefois qu'une portion de
» la membrane interne; mais d'autrefois ils détruisent une
» portion de toutes les tuniques de l'estomac, en le perforant
» tout-à-fait. En quelques cas d'une perforation totale de
» l'estomac, les bords du trou sont lisses et amincis par le
» progrès de l'ulcération; d'autrefois il y a un épaississemen
» autour du trou ; en d'autres cas encore on n'y voit aucun
» changement. »

Dans deux autres chapitres l'auteur étudie le squirrhe, le cancer de l'estomac.

Baillie avait donc indiqué les divers caractères, l'aspect, la nature de l'ulcère simple de l'estomac. Il consacre seulement quelques lignes aux symptômes et au traitement de cette maladie. M. Cruveilhier a comblé cette lacune dans un mémoire remarquable par la clarté, la méthode d'exposition, et par les considérations pathologiques qu'il renferme.

Malgré ces travaux on méconnaît souvent cette affection. On prend les troubles de la digestion, les douleurs à l'épigastre pour des dyspepsies, des gastralgies, même pour des cancers, et le traitement employé sous l'influence de cette opinion est loin d'être favorable. Ce motif m'engage à publier les observations suivantes recueillies dans ma pratique ou dans le service de clinique de l'Ecole et dont j'ai soumis les pièces pathologiques à la Société de médecine.

1re OBSERVATION.

Ulcère simple de l'estomac. — Hémorrhagie intestinale. — Péritonite sur-aigue. — Mort.

Cette observation a été recueillie à l'hôpital-militaire de Lille, dans le service de M. le professeur Dupuis. Je l'extrais de mes cahiers de clinique.

Jurine, âgé de 28 ans, d'une forte constitution, a été traité, il y a trois mois, à l'hôpital de Valenciennes, pour une affection qu'il ne sait pas caractériser. Il entre à l'Hôpital-Militaire de Lille, le 10 avril 1833, en apparence très-peu malade, mais après avoir demandé plusieurs fois des exemptions de service. La langue est belle, humide, sans altération de couleur : il dit souffrir du ventre depuis environ un an, surtout après avoir mangé. L'abdomen n'est pas douloureux à la précision; il n'y a pas de diarrhée. Le bon état de la nutrition fit penser au médecin traitant que cet homme exagérait et qu'il voulait se soustraire aux fatigues militaires.

Le 11, on prescrit une légère alimentation et bientôt la demie est accordée.

Le 16 malaise général et coliques.

Le 17 les coliques sont plus vives et le malade rend par l'anus une grande quantité de sang brun ressemblant à du marc de café, (diète, eau gommeuse, lavement amylacé).

Le 18 au matin on constate tous les symptômes d'une péritonite sur-aigu : frisson, douleur abdominale très-vive, vomissements, pouls petit, fréquent 150 pulsations. A midi le malade est froid, cyanosé, sans pouls; il meurt à trois heures et demie.

C'était en 1833 et l'on ne fût pas éloigné de penser à l'existence du choléra épidémique.

Autopsie.

Extérieur. — Formes musculaires athlétiques ; paleur et rigidité cadavériques.

Abdomen. — La cavité abdominale renferme une assez grande quantité de pus accumulée surtout dans le petit basin et dans les flancs. Le péritoine dans une très grande étendue, est tapissé de speudo-membranes molles peu adhérentes

L'estomac assez développé présente vers la partie moyenne de la petite courbure, une ulcération de la largeur environ. d'une pièce d'un franc, à bords saillants et durs. Toutes les tuniques de l'estomac sont détruites et cette solution de continuité semble être faite par un emporte-pièce.

Autour de l'ulcération on trouve cinq ecchymoses arrondies, de grandeur variable, mais égalant à peine la grandeur d'une pièce de vingt centimes. Le reste de la muqueuse gastrique offre dans une grande étendue, une couleur ardoisée; elle n'est pas ramollie.

L'iléon n'offre rien de particulier. La muqueuse du colon dans toute son étendue présente une coloration violacée. Cet intestin renferme une assez grande quantité de matière pelotonnée assez analogue à du marc de café serré : c'était du sang altéré.

Thorax. — Aucune altération dans les organes thoraciques.

RÉFLEXIONS

Cette observation est remarquable par l'obscurité du diagnostic et la péritonite survenue à la suite de la perforation.

I. Ce malade nous a dit souffrir du ventre depuis plus d'un an. Il a pu néanmoins continuer son service interrompu de temps en temps. Il a mangé comme ses camarades à la cantine, et, lors de son entrée à l'hôpital de Lille, la nutrition était si bonne, le système musculaire si développé que l'on croyait à une simulation. Sans doute avec une attention soutenue, avec un examen approfondi, on serait arrivé à reconnaître, ou du moins à soupçonner la maladie. A cette époque on examinait surtout la langue et si elle était belle, humide, s'il n'y avait pas de soif, ni de vomissements, on croyait peu à une altération organique de l'estomac.

La nutrition est restée longtemps bonne, malgré une grave lésion: c'est que l'ulcération était peu étendue et qu'elle a dû s'opérer lentement.

II. Les cas de morts survenus rapidement à la suite d'une péritonite aiguë, chez des individus frappés, pour ainsi dire, au milieu de leurs occupations, ne sont pas très-rares, et quelque fois on a pu croire à un empoisonnement. Chez Jurine la péritonite a été causée par la perforation. Souvent des adhérences intimes contractées entre l'estomac et les organes voisins, permettent ainsi aux malades de vivre pendant plusieurs années.

III. Les bords de l'ulcération étaient indurés, épaissis et nous avons cru à l'existence d'un squirrhe. Dans mes cahiers de clinique cette observation est classée parmi les concers de l'estomac. L'induration était occasionnée par l'hypertrophie du tissu cellulaire sous muqueux Il y avait là ce qu'on voit souvent à la suite de l'inflammation chronique, des ulcères de la peau. Pourquoi dans ce cas croire à une simple inflammation et l'appeler cancer quand cette induration a pour siége l'estomac? Cette observation était recueillie en 1833 : deux ans plus tard

M. Cruveilhier, dans son beau travail, démontrait que *l'ulcère de l'estomac n'a souvent rien de cancéreux.*

II OBSERVATION.

Cardialgie — hématémèse — Ulcère simple de l'estomac — Perforation — Mort.

Vervaët, Charles, né à Lockeren (Belgique), âgé de 43 ans, domestique rue de Courmont, 38, à Moulins-Lille, d'une constitution assez forte, souffre depuis plusieurs mois de l'estomac.

Il y a un an, entré à l'hôpital Saint-Sauveur pour une hydropisie, occupant l'abdomen et les membres inférieurs, il accusait de la douleur dans la région rénale et une gêne dans l'émission des urines. Il séjourna 15 jours à l'hôpital et il fut convalescent pendant deux mois.

Rentré dans sa famille non guéri, il ne tarda pas à ressentir d'autres symptômes qui, après avoir augmenté graduellement d'intensité, l'ont amené de nouveau au milieu de nous.

En effet, après six mois de nouvelles souffrances, il revint le 2 décembre 1861. Voici les renseignements qui ont pu être recueillis :

Depuis longtemps ce malade éprouve des douleurs à l'épigastre, mais les douleurs ne sont pas assez intenses pour l'empêcher de continuer ses travaux.

Vers le mois de juin 1861 il est pris tout à coup de vomissements de sang vermeil dont la quantité est évaluée à plus d'un litre par le malade lui-même ; à ces vomissements se joignent des selles brunes noires, contenant du sang.

Bientôt les douleurs deviennent plus intenses, les vomissements se répètent par intervalles, mais ne contiennent plus de sang.

La veille de son entrée à l'hôpital, c'est à dire le 1er décembre 1861, il est pris de nouveau de vomissements sanguins : cette fois le sang est noirâtre et en beaucoup moins grande quantité. Les selles en contiennent peu.

Les douleurs augmentent surtout après les repas, et sont le

plus souvent accompagnées du vomissement des matières con-
tenues dans l'estomac.

Le malade est d'une pâleur extrême , sa peau est d'une
coloration jaunâtre différente pourtant du teint cachectique
qu'on rencontre chez les individus affectés de cancer.

En percutant l'épigastre, on trouve de la sonorité, mais la
tension des muscles droits pourrait à la palpation faire croire
à la présence d'une tumeur épigastrique, quoique en réalité il
n'en existe pas.

Les membres inférieurs sont encore quelque peu œdématiés;
les urines traitées par l'acide nitrique ne laissent aucun dépôt
albumineux. Le malade ne fait point abus des liqueurs
alcooliques, et en explorant la région du cœur, on ne trouve
point de bruit de souffle.

L'ingestion des aliments produit une douleur très vive à
l'épigastre.

Diagnostic ; ulcère simple de l'estomac. — On prescrit le lait
comme aliment, et comme boisson, une potion avec un gramme
de bi-carbonate de soude.

Le 9 décembre, c'est-à-dire huit jours après son entrée,
une amélioration sensible est obtenue ; la coloration jaunâtre
de la peau est moins prononcée ; l'appétit revient et le malade
demande des aliments d'une manière impérieuse ; il veut sortir
si on ne lui accorde pas de la viande.

Son régime fut le même pendant tout son séjour à l'hôpital.
Lait en soupe et en boisson, panade ; potion avec bi-carbonate
de soude, un gramme ; eau de Vichy.

Le 15 décembre : Epuisé et après être resté pendant vingt-
quatre heures dans un état semi-comateux, le malade meurt.

Autopsie.

Habitude extérieure. — Emaciation et pâleur qu'on avait ren-
contrées pendant la vie.

Thorax.—Aucun des organes renfermés dans cette cavité ne
présente la moindre altération.

Abdomen. — Le volume de l'estomac n'est pas notablement augmenté. Après l'avoir divisé dans la grande courbure, on constate deux ulcérations ; la première, à un centimètre de l'orifice pylorique, à bords légèrement irréguliers, correspond à la petite courbure ; elle est en voie de cicatrisation. La deuxième plus étendue, de la grandeur d'une pièce de deux francs, placée en arrière de la précédente à deux centimètres de l'orifice pylorique, a perforé toutes les tuniques de l'estomac : les bords sont taillés à pic et offrent un certain épaississement. Une dissection plus attentive démontre que l'une des branches principales de l'artère coronaire a été détruite et que l'inflammation a déterminé l'oblitération des deux extrémités libres du vaisseau. C'est à la lésion de cette artère qu'est due l'hémorrhagie si abondante qui s'est manifestée six mois avant l'entrée du malade à l'hôpital.

Les bords de cette seconde ulcération qui a perforé ainsi l'estomac, reposent sur le grand epiploon, et n'ont contracté avec celui-ci aucune adhérence. Toutefois, cette circonstance a empêché une communication entre la cavité stomacale et la cavité péritonéale ; c'est le motif pour lequel on n'a pas rencontré de péritonite.

Il existait vers le tiers moyen de l'estomac quatre ou cinq dépressions, restes d'anciennes ulcérations plus superficielles et complètement guéries. Il y avait aussi quelques rongeurs ecchymotiques disséminées. L'estomac était tapissé d'un mucus épais, glaireux.

Quelques ganglions mésentériques tuméfiés ont été analysés par M. Garreau ; ils étaient exclusivement composés de globules graisseux.

Cerveau. Le cerveau était décoloré et les ventricules latéraux renfermaient une quantité assez notable de sérosité.

RÉFLEXIONS.

Cette observation n'a pas besoin de commentaires.

I. Les digestions sont longues, douloureuses, souvent accom-

pagnées de vomissements ; *l'ingestion des aliments augmente surtout les douleurs.*

Après quelques mois de souffrances, le malade vomit tout-à-
coup plus d'un litre de sang d'un rouge vif, presque artériel.
Les selles, pendant quelques jours, contiennent du sang.

Le diagnostic ne pouvait pas être douteux. Les caractères
de l'hémorrhagie, son abondance, sa spontanéité après des
douleurs épigastriques soutenues, indiquait nettement la nature
de la maladie. Les vomissements de sang, suite de cancer,
n'offrent pas ces caractères. Je ferai remarquer que le diagnostic n'a été porté qu'après l'hémorrhagie.

II. Nous n'avons pas pu savoir pour quelle maladie Vervaët
est entré à l'hôpital St-Sauveur, en 1860 ; mais à cette époque
il a été hydropique, il a été longtemps convalescent. La nutrition était donc profondément altérée. N'est-ce pas cette altération qui a été la cause éloignée de l'ulcère gastrique? Nous
verrons plus loin que cette affection s'observe surtout chez les
individus dont la nutrition a subi préalablement une profonde
modification.

III. Je signale la notable amélioration survenue sous l'influence du régime lacté.

IV. La mort a eu lieu par suite de l'altération successive de
la nutrition et de l'épanchement séreux dans les ventricules
cérébraux survenu vers la fin de la vie.

V. Les deux ulcérations occupaient la face postérieure, la
petite courbure et la portion pylorique : c'est là le siège le plus
habituel de cette lésion.—(89 fois sur 101 observations, d'après
Jackchs : — 32 fois sur 55 cas, d'après M. Duval ; — 5 fois
sur 7 d'après M. Lebert.)

IIIᵉ OBSERVATION.

**Fièvre typhoïde grave ; — Douleurs gastralgiques — Hématé-
mèse ; — Mort. — Ulcère simple de l'estomac.**

Rommins, âgé de 37 ans, d'une assez forte constitution, voi-
turier, belge d'origine, demeurant actuellement à Lille, quai

de la Basse-Deûle, 72 bis, est entré à l'hôpital le 16 décembre 1861.

En 1855, il fut atteint d'une affection typhoïde grave; il resta convalescent pendant plus d'un mois.

Cinq à six mois plus tard il fut pris de douleurs à la région épigastrique, survenant principalement après l'ingestion des aliments, ayant une durée de trois à quatre heures et accompagnées le plus souvent de vomissements de matières alimentaires.

Ces vomissements survenaient quelquefois le matin. Ils étaient alors composés de matières filantes, bilieuses. Il avait des renvois acides.

Après avoir persisté ainsi pendant quelque temps avec une faible intensité, ces symptômes s'aggravèrent peu à peu. Les douleurs furent tellement vives et l'affaiblissement tellement marqué, qu'il fut obligé de renoncer à tout travail.

Il y a deux ans, un sac de farine tomba sur sa poitrine; il attribue à cet accident une hémorrhagie qui survint tout à coup. Il vomit environ deux litres de sang; il eut une syncope et garda le lit pendant 42 jours.

Les selles furent noirâtres pendant plusieurs jours.

Ce malade ne fait pas abus d'alcoolique, il fume très peu, mais il mâche du tabac en grande quantité.

A son entrée a l'hôpital, le 16 décembre 1861, Rommins présente les symptômes suivants :

Douleur. — Elle siége à l'épigastre, derrière l'appendice xyphoïde et s'irradie vers la colonne vertébrale correspondante : cette douleur est térébrante, elle augmente par la pression et s'exaspère surtout après l'ingestion des aliments et aussi par les vomissements.

Le 20 décembre, les douleurs deviennent plus intenses et prennent les caractères d'une crampe. Le malade se couche pendant deux ou trois heures le ventre appuyé sur une chaise : il éprouve ainsi un peu de soulagement. Ces accès reviennent presque tous les jours, vers sept heures du soir.

Vomissements. — Assez irréguliers, les vomissements ont lieu surtout après les repas et principalement le soir, quand surviennent les crampes : ils sont très pénibles, très difficiles et douloureux; hors des repas, il vomit des matières filantes, acides, aigres.

Vers le 1er janvier, les matières vomies sont noirâtres et un peu semblables à de la suie délayée dans un liquide. En étalant ces matières sur les bords du vase, on voit des filaments déliés, de quelques lignes de longueur, ressemblant aux villosités de la membrane muqueuse. A l'aide du microscope, M. Garreau y constate la présence de cellules épithéliales, de globules sanguins; il croit y trouver des algues semblables par leur nature à celles qu'on rencontre dans le muguet.

Hémorrhagie. — Elle ne s'est pas renouvelée pendant le séjour à l'hôpital.

Il y a de l'inappétence, de l'anorexie, des renvois acides; l'amaigrissement fait de plus en plus des progrès. Le malade est triste et semble connaître toute la gravité de son état. La peau et les muqueuses sont pâles, blanchâtres, mais n'offrent pas cette teinte jaunâtre spéciale à la diathèse cancéreuse.

Depuis son entrée à l'hôpital, le malade est soumis à un régime doux. La crême de riz, la bouillie au lait, un peu de café au lait, du lait coupé avec l'eau de Vichy, des bouillons légers, des panades : l'eau de Vichy, la glace, une potion laudanisée et additionnée de bi-carbonate de soude, des fomentations narcotiques, des lavements laudanisés, tels sont les moyens prescrits.

Les symptômes ne s'amendent pas : les vomissements sont plus fréquents et plus douloureux; le hoquet survient assez souvent; le malade maigrit; anorexie complète.

Afin de modifier cette situation, si cela est possible, une potion avec trois centigrammes d'émétique est administrée par cuillerées le 21. Les vomissements et le hoquet s'arrêtent dans la soirée.

22 janvier. — Le malade se trouve mieux, il demande des

aliments, (panade avec jaune d'œuf, lait coupé avec l'eau de Vichy, bouillon de veau).

23. — Même état calme; il n'y a pas de crampes ni de vomissements. (Même régime.)

24. — Vers onze heures du matin, le malade est pris d'un hoquet qui persiste jusqu'à sept heures du soir, et il meurt sans agonie.

Autopsie cadavérique.

L'estomac est biloculé et présente au milieu un véritable rétrécissement. Une partie est formée par le grand cul de sac, l'autre par la portion pylorique et le duodénum qui offre une grande distention. Après l'avoir incisé, on trouve à deux travers de doigts du pylore, vers la partie postérieure et vers la petite courbure, une vaste ulcération à forme ovoïde dont l'étendue est de 7 centimètres 1/2 de longueur et de 4 1/2 de largeur.

Les diverses tuniques de l'estomac sont coupées en bizeau et le fonds de l'ulcère est formé par le pancréas recouvert d'un feuillet lamineux de tissu cicatriciel. Cet organe n'a subi aucune altération : son volume, sa texture, sont à l'état normal. Des adhérences très intimes se sont formées entre le pancréas et les bords de l'ulcère à l'aide de fausses membranes, et aucune communication ne peut avoir lieu entre l'estomac et la cavité abdominale.

La muqueuse gastrique est notablement amincie vers le grand cul de sac et dans toute son étendue; cette membrane est dépouillée de villosités, on n'en trouve plus vestiges. On y trouve aussi cinq ou six dépressions d'une étendue d'une forte tête d'épingle, ou d'un petit pois et consécutives à une érosion de la muqueuse. La moitié supérieure du duodénum offre une distension notable.

Les deux observations qui précèdent ont été recueillies par M. Lenancker, élève distingué de l'Ecole et chef de clinique médicale.

RÉFLEXIONS.

I. Les aigreurs, les renvois acides, les douleurs même à la

région épigastrique ont pu faire croire à une gastralgie simple.
Ce malade a continué sa profession, ses habitudes, son régime
plus ou moins irrégulier. C'est seulement quand est survenue
une grave hématémèse qu'il a gardé le lit pendant six semaines.

La dyspepsie, sous ses différentes formes, constitue plus souvent qu'on ne pense le seul cortége des affections organiques
de l'estomac. Ne voyant là qu'une névrose, on prescrit des
toniques, un régime approprié et trop souvent ainsi, l'on arrive
à des altérations de plus en plus graves de l'estomac. Sous
l'influence de la doctrine physiologique on voyait partout des
gastrites : aujourd'hui on est trop disposé à ne voir que des gastralgies et à conseiller un traitement en harmonie avec cette
donnée. Sans doute, les souffrances de l'estomac, longues, très
graves, compromettant la vie, peuvent n'être que de simples
névroses; il ne faut pas oublier néanmoins que souvent ces symptômes dyspeptiques sont dus à une inflammation chronique de
cet organe. C'est si vrai que *souvent on ne reconnaît l'affection
de la muqueuse gastrique qu'après une hémorrhagie grave et quand
l'ulcération est déjà complète.*

On évitera quelquefois ces erreurs en étudiant, sans idée
préconçue, les symptômes et leur enchaînement, les causes
qui ont amené la maladie, les circonstances qui l'entretiennent,
enfin, le résultat du régime et des médicaments prescrits. La
dyspepsie est souvent secondaire et liée à une chlorose, à une
chloro-anémie, à une diathèse, aux troubles des fonctions gé-
nitales, à des excès. Les symptômes sont souvent irréguliers et
n'ont pas la permanence, la progression de ceux qui sont le
résultat d'une inflammation de la muqueuse gastrique. Dans
celle-ci, les émollients, les aliments doux, le lait surtout,
conviennent spécialement; ce n'est pas le traitement ordinaire
de la dyspepsie.

Dans l'ulcère simple, le vin pur, les liqueurs alcooliques,
les aliments excitants, quand l'estomac est à peu près vide,
augmentent notablement la douleur épigastrique, et le malade
recherche instinctivement les aliments doux.

Il n'est pas toujours possible de distinguer nettement la dyspepsie simple de l'irritation chronique de la muqueuse, les deux maladies donnant souvent lieu aux mêmes symptômes. C'est par des tâtonnements et par voie d'exclusion que l'on parviendra à établir ce diagnostic. Dans les cas douteux, il faut commencer le traitement par des moyens doux, et il n'est pas rare de voir tous les accidents s'amender. Les toniques, les ferrugineux, une alimentation forte ne conviennent pas d'ailleurs toujours dans le traitement dela dyspepsie simple; souvent on les prescrit à trop haute dose et trop longtemps. J'ai vu la cessation de l'emploi de ces moyens faire disparaître tous les symptômes.

J'insiste d'autant plus sur l'importance et les difficultés du diagnostic, que l'ulcère gastrique est plus fréquent qu'on ne le pense généralement; — qu'il peut guérir sous l'influence d'un traitement approprié, — et que les indications thérapeutiques ne sont pas les mêmes dans l'ulcère simple, dans les névroses, et dans le cancer de l'estomac.

II. Une hématémèse *abondante*, suivie pendant quelques jours de selles sanglantes, a eu lieu un an avant l'entrée du malade à l'hôpital. Ce symptôme est presque pathognomonique de l'ulcère de l'estomac, car, à part de rares exceptions, il reconnaît pour cause la destruction partielle de l'une des branches artérielles ou veineuses du pancréas, ou de l'estomac.

Quelques jours avant la mort, les matières des vomissemenis étaient visqueuses, brunâtres, couleur de suie. Au microscope on trouvait, en très grande quantité, des villosités de la muqueuse, des cellules épithéliales, des globules sanguins. Ce ne sont pas là les caractères de l'hématémèse qui survient pendant le cours de la maladie qui nous occupe. Ce n'est pas toujours non plus, comme on le dit, l'indice d'une affection cancéreuse; car chez notre malade il n'y avait pas de cancer.

III. L'habitude de mâcher le tabac est-elle complètement étrangère au développement de la maladie? Cet homme nous a déclaré qu'il ne faisait pas abus d'alcooliques. Peut-être la

cause éloignée de l'ulcération est-elle la fièvre typhoïde grave
dont ce malade a été atteint trois ans avant l'hématémèse, et
cinq mois avant le début des douleurs cardialgiques. Dans notre
première observation, nous avons vu les douleurs épigastriques suivre de près une grave atteinte portée à la nutrition.

L'étiologie de l'ulcère simple n'est pas encore bien établie;
souvent on le voit survenir pendant le cours d'une autre affection. D'après les relevés de Diétrich, sur 155 cas, l'ulcère gastrique et les érosions étaient compliqués 33 fois d'une tuberculisation récente, 26 d'une tuberculisation ancienne, et 43 de
pneumonie. Ainsi, sur 155 cas, il y avait en même temps une
inflammation aiguë ou une affection chronique des voies res-
piratoires 102 fois, ou dans les deux tiers des cas.

Jaksch est arrivé au même résultat. Il a vu aussi l'ulcère
gastrique chez des femmes en couche, dans des cas de péritonite, de maladies du cœur, d'albuminurie, etc.

L'on sait, d'après les belles recherches de M. Louis, que
l'estomac est souvent altéré pendant le cours de la phthisie
pulmonaire. Cet observateur habile a trouvé la muqueuse gastrique plus ou moins malade dans les *quatre cinquièmes des cas*,
et, pour m'en tenir à l'objet spécial de ce mémoire, il a trouvé
l'ulcère gastrique six fois sur cinquante-quatre autopsies de
phthisie et plusieurs fois aussi l'ulcère du duodénum.

M. Louis a constaté cette lésion chez les individus morts
d'affection typhoïde.

J'ai eu occasion d'observer plusieurs faits analogues. J'ai vu
un étudiant en médecine d'un grand avenir, succomber par
suite d'un ulcère simple de l'estomac, alors qu'il était guéri
de la fièvre typhoïde.

Ainsi, l'ulcère simple de l'estomac s'observe spécialement
chez les individus dont la nutrition a été gravement modifiée
par une maladie antérieure.

IV. L'ulcère simple de l'estomac est fréquent dans nos
contrées, et chacun de nous a été souvent consulté pour des
affections de cette nature. Toutefois, il ne l'est pas au même

degré de fréquence qu'à Prague et à Vienne, où, d'après Jaksch et Diétrich, on en aurait trouvé des traces dans les autopsies, dans un treizième des cas et même un huitième des cas. Nos populations ne brillent pas sans doute par une grande sobriété; mais on y boit moins d'eau-de-vie, on y mâche moins de tabac que dans le Nord de l'Europe et en Allemagne. Il serait intéressant de rechercher si en Espagne, en Afrique, cette maladie est commune.

Il convient d'ailleurs de faire observer que Jaskck et Diétrich comprennent dans leurs statistiques les ulcères profonds, les cicatrices résultant d'ulcères et les érosions ecchymotiques, appelées par Rokytanski érosions hémorrhagiques. Celles-ci sont, d'après les Ecoles de Vienne et de Prague, des plaies rondes ou allongées, ayant le volume d'un pois et même plus petites, dans lesquelles la muqueuse gastrique est d'un rouge foncé, érodée superficiellement, quelquefois plus profondes; souvent on ne les voit bien qu'après avoir débarrassé l'estomac des liquides et du mucus qui le tapissent. Ces érosions sont assez communes et si on les signale rarement, c'est que peut-être on n'y a pas attaché une assez grande importance. Nous les avons constatées dans les trois observations qui précèdent.

V. L'ulcère avait près de huit centimètres de longueur sur quatre et demie de largeur; ses bords, taillés en biseau, lui donnaient l'aspect des ulcérations de la peau et du tissu cellulaire que l'on trouve après la chute des escarres profondes. Sa circonférence était régulière, ovoïde, elle n'était pas formée par la réunion de plusieurs ulcérations plus petites. Tout indique que, à la suite d'une oblitération artérielle, il s'est formé une escarre qui a détruit les trois tuniques de l'estomac.

C'est là un exemple de ces vastes ulcérations que M. Lebert a nommé ulcères cavitaires. Un cas analogue est consigné dans le traité d'anatomie pathologique de M. Cruveilhier.

VI. La forme bi-loculaire de l'estomac, l'exfoliation des cellules, des villosités de la muqueuse, son amincissement, sont consécutives à la grave altération de l'estomac et à son adhérence au pancréas. Ces lésions expliquent très bien l'anorexie, la cardialgie, la difficulté des vomissements, le hoquet observés pendant la vie. C'est ainsi que les maladies se compliquent, se modifient et donnent lieu à cette variété infinie de formes qu'il importe de signaler et qu'on apprend à connaître dans une bonne clinique.

VII. Le lait comme boisson et comme aliment, l'eau de Vichy, les fécules au lait ou aux bouillons légers, les panades, les huîtres, le chocolat, continués pendant plusieurs semaines, m'ont semblé toujours très utiles, et j'ai été quelquefois assez heureux pour triompher complètement des symptômes déjà graves que j'avais sous les yeux. Trop souvent les malades ne sont pas assez dociles; dès qu'ils ne souffrent plus de l'estomac ils veulent manger beaucoup afin de remédier à la faiblesse qu'entraîne un long régime, et ils provoquent ainsi des rechutes. C'est souvent après des rechutes successives que les malades succombent par suite de perforation, d'hémorrhagie ou par des troubles de plus en plus grands des fonctions digestives.

Il faut s'abstenir de vin pur, de liqueurs alcooliques. On pourra conseiller dans certains cas le thé, le café au lait, les boissons amères,

Dans le traitement de l'ulcère simple de l'estomac, il importe de ne s'écarter du régime doux et des précautions de régime qu'avec une extrême prudence.

La glace, le sirop d'opium, la diastase, les vésicatoires volants pansés avec l'hydro-chlorate de morphine, les bains émollients, gélatineux, peuvent trouver leur emploi dans le traitement de cette affection. On devra d'ailleurs recourir aux médicaments avec beaucoup de réserve. C'est surtout à la bonne direction du régime diététique qu'il faut s'attacher.

L'habitation à la campagne est favorable. Les malades doivent éviter un exercice forcé, des impressions morales pénibles et des travaux d'esprit fatiguants.

Après ces considérations, il me paraît utile de rapporter un cas d'ulcère simple de l'estomac suivi de guérison.

IVᵉ OBSERVATION.

Cardialgie- — Hématémèse abondante. — Amélioration. — Rechute. — Guérison.

M. P***, âgé de quarante ans, d'une assez forte constitution, à la tête d'une maison de commerce très importante, mangeant et buvant beaucoup, éprouva, après la perte de deux enfants, des douleurs assez vives à l'estomac, avec difficultés de digestion. Pour réveiller l'appétit, il prit des toniques, des amers, la rhubarbe. Les symptômes s'aggravèrent notablement.

Il vint me consulter; il me fut difficile de le persuader que l'estomac était enflammé.

Un régime doux, le lait, l'eau de Vichy furent conseillés et, sous cette influence, il y eut un mieux sensible.

Il continuait les affaires, il mangeait souvent trop, et au mois de mars 1856, huit mois après le début des douleurs gastralgiques, il fut pris d'une hématémèse tellement abondante, qu'il faillit y succomber : les selles contenaient du sang. Je conseillai les mêmes moyens, que le malade suivit plus régulièrement cette fois.

Deux mois après, il se trouvait assez bien ; il supportait péniblement un régime auquel il voulait se soustraire ; aussi faisait-il assez souvent des écarts.

Après de nouvelles douleurs, il fut pris d'une seconde hématémèse encore très abondante qui l'effraya beaucoup. Le lait, l'eau de Vichy, les fécules au bouillon léger, plus tard le chocolat, les huîtres, l'opium furent prescrits de nouveau avec le même succès que la première fois. Les douleurs épigastriques diminuèrent rapidement.

Le malade continua longtemps un régime doux. Il alla en 1857 à Vichy, il a habité la campagne pendant plusieurs années, il s'est beaucoup moins fatigué. Quand surviennent des digestions pénibles, il reprend un régime doux.

Depuis cinq ans, il n'y a pas eu d'hémorrhagie; le malade continue la direction de sa maison de commerce, et tout fait espérer un rétablisement complet.

RÉFLEXIONS.

I. Cette observation résume assez bien les symptômes et la marche habituelle de l'ulcère gastrique. Il y a des exacerbations, des améliorations successives, et souvent c'est après plusieurs alternatives que l'on voit survenir une perforation, une hématémèse abondante. Ces alternatives reconnaissent souvent pour causes des écarts de régime, le développement d'érosions ecchymotiques, ou autres lésions de la membrane muqueuse; ou bien enfin le développement de nouveaux ulcères profonds.

II. Mr P. avait 40 ans. Dans les quatre observations consignées dans ce travail, nous trouvons 28, 37, 40, 43 ans. L'ulcère simple peut se montrer à tout âge; mais on l'observe le plus fréquemment de 35 à 45 ans; tandis que le cancer de l'estomac est surtout fréquent après 40 ans. D'après les tableaux dressés par M. le docteur Despine, de Genève, on trouve sur 117 observations de cancers de l'estomac, 6 cas au-dessous de 40 ans, et 111 de 41 ans et au-delà.

III. Le régime doux a été constamment utile, et les récidives ont eu lieu après une alimentation trop forte ou trop abondante.

L'observation suivante est une preuve de la difficulté du diagnostic des affections chroniques de l'estomac :

Ve OBSERVATION.

Symptômes gastriques — Gangrène pulmonaire et intestinale. — Tubercules. — Mort.

Tavernier (Frédéric), ouvrier serrurier, âgé de trente-sept ans, né à Villers-Outreaux, demeurant à Lille, rue des Oyers 21, est entré à l'hôpital le 1er septembre 1861.

Cet homme avait déjà fait dans les salles de l'hôpital plusieurs séjours. La première fois, du 15 mai 1860 au 10 juillet; la deuxième, du 16 novembre au 26 juillet; la troisième, de janvier à juin. Enfin il revient, pour la quatrième fois, le 1er

septembre 1861. Il avait antérieurement passé un temps assez long dans les hôpitaux Necker et Lariboissière, à Paris.

Il fait remonter sa maladie à 1843, c'est-à-dire à dix-huit ans, sans qu'il puisse l'attribuer à une cause quelconque. Il accuse depuis cette époque des douleurs épigastriques siégeant exclusivement à droite. Il a été traité à Lariboissière et à Necker pour une affection de l'estomac, de *nature cancéreuse*, nous dit-il. On a employé des moxas, des cautères, des vésicatoires dont on trouve les traces; on a employé aussi l'hydrothérapie.

Depuis huit ans (1854), les douleurs sont beaucoup plus vives et accompagnées de vomissements noirâtres. L'amaigrissement est assez grand, la coloration de la figure a une teinte pâle, anémique. L'épigastre est douloureux à droite de la ligne médiane; on ne découvre, à la palpation, aucune espèce de tumeur; alternativement existent de la diarrhée et de la constipation. Le foie a son volume normal, et le malade dit n'avoir jamais eu de jaunisse.

Les douleurs épigastriques sont parfois tellement vives que le malade se courbe et fléchit la tête.

Pendant ses différents séjours à l'hôpital l'on a constaté des vomissements brunâtres, des selles plus ou moins colorées, jamais une véritable hématémèse.

Il y a eu une stomatite ulcéreuse grave contre laquelle on a employé avec succès la teinture d'iode.

Des régimes variés, des toniques, des narcotiques ont été employés à diverses reprises sans grand avantage, contre les douleurs abdominales qu'il accusait.

Enfin, il rentre dans le service de clinique médicale le 1er septembre 1861, présentant à peu près les mêmes symptômes et accusant à peu près les mêmes douleurs.

Cet homme, ouvrier, était seul, sans parents; il pouvait à peine travailler, et se trouvait sans ressources. Il voulait rester a l'hôpital, et il se plaignait beaucoup pour justifier son séjour dans les salles.

La diète lactée fut conseillée. Le malade sembla se trouver mieux. Il était triste, abattu, silencieux. La diarrhée devint plus fréquente. Bientôt on constate au sommet des deux poumons une respiration rude avec expiration prolongée, et de la matité du thorax.

Vers le 1er janvier, le malade s'affaiblit de plus en plus, les digestions deviennent plus pénibles, il refuse toute espèce de nourriture, les crachats sont noirâtres et mélangés de stries sanguines. Bientôt survient une stomatite ulcéreuse, l'haleine est fétide, la diarrhée plus persistante ; le malade refuse toute espèce d'aliments et de boissons, malgré les exhortations et les menaces ; il tombe dans un état de prostration considérable et il meurt, le 2 mars, dans un état assez avancé de consomption, après avoir présenté tous les symptômes d'inanition.

AUTOPSIE CADAVÉRIQUE.

Estomac.— On trouve sur la valvule pylorique deux petites ulcérations à bords taillés en talus, intéressant les tuniques muqueuse, fibreuse et musculeuse ; elles ont à peine l'étendue d'une lentille : l'une d'elles est en voie de cicatrisation. *Dans toutes les autres parties, la muqueuse de l'estomac est saine.*

Intestins. — Depuis le pylore jusqu'à l'anus, on trouve disséminées un grand nombre d'ulcérations gangréneuses très petites, éloignées les unes des autres ; elles étaient noirâtres, à base indurée et formaient des plaques saillantes au-dessus de la muqueuse, sans aucun développement des glandes de Peyer et de Brunner. Rapprochées les unes des autres, les ulcérations du pylore et de l'intestin offraient le même aspect et reconnaissaient la même origine.

Foie. — Il ne présente rien à noter.

Pancréas. — Il paraît sain, ainsi que la rate et les reins.

Cœur.—Rien de remarquable.

Poumons. — Au sommet des deux poumons on trouve une cavité étendue remplie d'une bouillie noirâtre exhalant une odeur infecte. Le tissu pulmonaire paraît en cet endroit complètement désorganisé. Rien de remarquable dans les lobes inférieurs, si ce n'est quelques tubercules.

RÉFLEXIONS

I. Les fonctions de l'estomac semblaient profondément trou blées, et cependan til était difficile de porter un diagnostic précis; On ne pourrait pas affirmer que la muqueuse gastrique fût profondément altérée; 1° parce que les vomissements n'ont jamais présenté le caractère de l'hématémèse; 2° parce que les douleurs ne survenaient pas spécialement après l'injestion des aliments; 3° parce que la nutrition se maintenait encore assez bonne malgré le peu d'aliments pris; 4° parce que le malade n'accusait jamais d'amélioration. Il exagérait certainement ses douleurs; il désirait prolonger son séjour à l'hôpital, n'ayant chez lui aucune ressource, n'ayant pas de famille.

Par tous ces motifs déduits plusieurs fois dans les conférences cliniques, j'avais mis en doute l'existence d'un ulcère de l'estomac, et même d'une affection de l'estomac.

II. Je voulais faire sortir le malade, redoutant pour lui un trop long séjour dans l'hôpital, et craignant une tuberculisation, ou bien une affection secondaire à une mauvaise nutrition. La stomatite, l'ulcération du tube digestif, la gangrène pulmonaire, étaient bien évidemment le résultat de cette altération profonde des liquides.

La nutrition a été de plus en plus altérée et la mort est survenue par suite de l'inanition et d'une gangrène pulmonaire très-étendue. L'observation suivante. nous présente des troubles profonds des fonctions de l'estomac sans altération matérielle apparente de cet organe.

VI° OBSERVATION.

Mme P..., dame d'un officier du 14e de ligne, âgée de 40 ans, fût prise, en 1838, après la perte d'une fille unique, de cardialgie, de vomissements presque incoercibles, avec amaigrissement et hypochondrie extrêmes. Ces simptômes résistèrent pendant plus de six mois à l'emploi de moyens nombreux et variés.

Le chirurgien major du régiment m'aida longtemps de ses conseils. M. Cruveilhier fût appelé deux fois en consultation et considérant la durée des accidents, ce professeur n'hésita pas à diagnostiquer un ulcère chronique simple de l'estomac.

Malgré tous les essais thérapentiques, la malade succomba.

A l'autopsie faite avec beauconp de soin l'estomac fût trouvé distendu. La muqueuse tapissée d'un mucus épais, était d'une couleur ardoisée, mais n'offrait aucune ulcération.

Il y avait à la partie postérieure du poumon droit et dans une assez grande étendue un œdème et une splénisation pulmonaires.

L'ovaire gauche était le siége d'un kyste peu développé, peu volumineux.

Il importe de ne pas perdre de vue les faits de ce genre si l'on veut arriver à un diagnostic précis partant à une thérapeutique rationelle.

Je terminerai ce travail par les propositions suivantes :

1° L'ulcère simple de la muqueuse gastrique est plus fréquent qu'on ne le pense ;

2° Il est surtout fréquent au-dessous de 40 ans.

3° Le plus souvent l'ulcère simple n'est diagnostiqué qu'après l'hématémèse ;

4° Il est souvent confondu avec la dyspepsie simple, avec la gastralgie.

5° La douleur épigastrique augmentant après l'ingestion des aliments solides, disparaissant presque complètement quand l'estomac est vide, une notable amélioration survenue après un régime doux, l'hématémèse surtout sont des symptômes précieux dans le diagnostic de l'ulcère simple ;

6° Le lait sous des formes variées, un régime doux, constituent les meilleurs moyens diététiques.

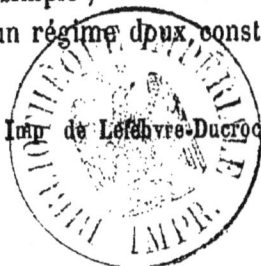

Lille. Imp. de Lefebvre-Ducrocq.

www.ingramcontent.com/pod-product-compliance
Lightning Source LLC
Chambersburg PA
CBHW032301210326

41520CB00048B/5782